CONTRIBUTION A L'HISTOIRE

DE LA DOUCHE ASCENDANTE

INTESTINALE

SON ACTION HYPOSTHÉNISANTE, ACCIDENTS GRAVES ET MÊME
MORTELS QU'ELLE OCCASIONNE QUELQUEFOIS, SA VALEUR
THÉRAPEUTIQUE DANS LES MALADIES NERVEUSES.

PAR

Le Dr CAULET

Médecin-Inspecteur des Eaux de Saint-Sauveur (Hautes-Pyrénées),
Ancien Interne en Médecine des Hôpitaux de Paris, etc., etc.

**Extrait des Annales de la Société d'hydrologie médicale
de Paris (année 1879-1880).**

PARIS

V. ADRIEN DELAHAYE ET Cᵉ, LIBRAIRES-ÉDITEURS

PLACE DE L'ÉCOLE-DE-MÉDECINE

—

1880

CONTRIBUTION A L'HISTOIRE

DE LA DOUCHE ASCENDANTE

(INTESTINALE)

SON ACTION HYPOSTHÉNISANTE, ACCIDENTS GRAVES ET MÊME MORTELS
QU'ELLE OCCASIONNE QUELQUEFOIS, SA VALEUR THÉRAPEUTIQUE
DANS LES MALADIES NERVEUSES.

Le travail que nous avons l'honneur de communiquer
à la Société d'hydrologie n'a pas pour objet l'étude com-
plète de la douche ascendante; nous nous proposons
seulement d'exposer des faits thérapeutiques peu connus et d'appeler l'attention sur un mode de traitement
fort apprécié en médecine thermale, et dont la valeur,
indépendante des qualités du liquide employé, pourrait,
croyons-nous, être utilisée dans la pratique ordinaire.
Nous voulons parler de la douche *intestinale*, de ses
effets généraux et de son action perturbatrice dans les
maladies nerveuses.

La douche ascendante n'a guère été usitée jusqu'ici
que pour combattre la constipation, et les auteurs ne lui
reconnaissent que des indications locales. Cependant il

s'en faut bien que son action sur l'économie se résume en une excitation contractile et sécrétoire du dernier intestin. Plus que toute autre, la douche ascendante a des effets généraux et de réaction.

Il y a longtemps qu'on a signalé la violence de l'ébranlement nerveux qu'elle occasionne, et l'on sait que son emploi dans les paralysies cérébrales a été parfois suivi d'accidents soudains et mortels.

La douche ascendante est donc, au premier chef, un procédé *perturbateur*, et cette circonstance recommandait naturellement son emploi dans le traitement des accidents nerveux.

Les effets de la douche ascendante varient considérablement selon la manière dont elle est administrée. Lorsqu'il s'agit de remédier à la constipation, l'on se contente souvent de la douche *anale*. On laisse alors agir le jet de la douche sur la marge de l'anus ; celui-ci s'entr'ouvre et laisse pénétrer l'eau qui, ressortant à mesure et après avoir atteint une certaine hauteur, permet de continuer l'application cinq à dix minutes sans interruption. On réussit assez bien de la sorte à mettre en jeu l'action de l'intestin et à provoquer par mode réflexe des contractions du diaphragme et des muscles abdominaux qui facilitent l'évacuation des matières fécales ; mais, avec une température peu élevée de la douche et les conditions ordinaires de pression, (3 *mètres*), les phénomènes généraux sont peu marqués.

D'autres fois, on introduit une canule dans l'anus et le jet est continué jusqu'à ce qu'une sensation déterminée de plénitude force à l'interrompre. On laisse alors échapper l'eau introduite avec les matières qu'elle peut entraîner et l'on recommence plusieurs fois de suite.

L'opération n'est qu'un lavement plusieurs fois répété et n'a pas d'autre effet.

Mais ces deux modes d'application ne doivent pas être confondus avec la véritable douche ascendante, douche *intestinale*, laquelle est, à proprement parler un lavement, une injection *continue* et *forcée*.

Ici encore, on introduit une canule dans l'intestin, mais on n'interrompt pas le jet, on le laisse agir d'une façon égale et continue pendant toute la durée de la douche, soit 2, 5, 10 minutes et plus. Le malade fait ses efforts pour retenir le liquide et le forcer à pénétrer profondément en resserrant l'orifice anal. Et quand, malgré lui, l'anus a cédé et que le liquide ressort, il reste cependant en position, le jet donnant toujours et la canule dans le rectum, de telle façon que le liquide et les matières fécales repoussés par les contractions intestinales doivent se frayer issue entre la canule et la paroi du rectum.

L'intestin vidé, le malade resserre l'anus et y fait à nouveau monter le liquide, jusqu'à ce que de nouvelles contractions forçant la résistance du sphincter, le rejettent comme précédemment, et ainsi de suite pendant toute la durée de l'application.

Telle est la vraie douche ascendante, douche intestinale, la seule dont nous nous occupions ici, et celle-ci occasionne toujours un ébranlement violent, une perturbation profonde de tout l'organisme.

Avant d'aborder les faits thérapeutiques dont l'étude forme le principal objet de ce Mémoire, nous croyons devoir donner sur l'action physiologique du remède, sur ses contre-indications et son mode d'emploi, quelques renseignements que l'on chercherait vainement ailleurs, même dans les ouvrages techniques.

L'action locale de la douche ascendante, les effets évacuants, excitants, résolutifs et surtout puissamment dérivatifs qui en résultent sont généralement bien connus, mais il nous semble que la nature de la réaction qui l'accompagne n'a pas été exactement appréciée.

Cette réaction diffère sensiblement de celle qu'occasionnent les autres douches.

Examinons le malade qui vient de prendre sa première douche ascendante; il est pâle, défait, abattu; il a les traits altérés, le front couvert de sueur, la voix faible, les extrémités froides, le pouls lent, misérable; il se sent comme étonné, ahuri; ses idées sont vagues, obtuses. Il n'accuse pas ordinairement de douleur, quelquefois cependant, il est brisé, courbaturé, comme après un violent exercice, ou bien il est oppressé et a la sensation d'un poids sur la poitrine.

Comme on le voit, ce qui domine ici ce n'est pas l'excitation générale, la stimulation diffuse, tout au contraire, c'est la *dépression*.

Et, qu'on ne croie pas que nous avons exagéré à plaisir. La douche ascendante, dans ses premières applications, est toujours un procédé violent, brutal, et son action ne manque pas de secouer rudement l'organisme. Il n'est pas très rare de la voir produire du malaise général, de l'anxiété précordiale, des vertiges, de l'obscurcissement de la vue, des tintements d'oreille, des nausées. Quelquefois le choc est plus violent encore, les lèvres se décolorent, le patient perd peu à peu l'intelligence, le sentiment, et entre en défaillance...

Depuis quatorze années que nous pratiquons la médecine thermale, il nous est arrivé plus de vingt fois d'être mandé en grande hâte, auprès de malades qui pendant la douche ou immédiatement après, et sans autre cause appréciable, étaient ainsi tombés sans connaissance et sans mouvement, pâles, inanimés, les membres flasques et le pouls insensible.

Tels sont les phénomènes généraux de la douche ascendante; ils se résument en une dépression intense, une hyposthénisation profonde de l'économie, susceptible d'aller jusqu'à la syncope.

Hâtons-nous d'ajouter qu'une réaction aussi violente ne s'observe pas au cours d'un traitement régulier; c'est seulement aux premières applications et *surtout pendant la première* qu'on est exposé à la rencontrer, et encore les accidents de défaillance, de syncope sont-ils exceptionnels. — Quant au reste, et pour le degré de réaction observé communément, l'habitude adoucit sensiblement les traits du tableau, mais elle ne parvient pas à les effacer.

Nous verrons qu'en dehors des contre-indications, les malades se font vite à la douche ascendante; ils arrivent bientôt à la subir sans douleur et sans malaise; il n'en manque pas, même qui la prennent avec plaisir; tous pourtant, au moment où ils en sortent et pendant un certain temps, présentent des signes non équivoques d'une dépression profonde qui contraste singulièrement par ses effets, dans les établissements thermaux, avec l'excitation générale qui suit la douche ordinaire.

Comment l'application à la muqueuse intestinale d'un

jet liquide, à peine supérieur en volume et en force de projection à celui de l'irrigateur, peut-il entraîner des effets généraux et réactionnels si accusés ?

C'est un point que l'analyse attentive des impressions perçues par le malade, pendant qu'il est soumis à la douche, permet d'élucider ; et voici comment :

On sait que dans les conditions ordinaires et l'exercice régulier des fonctions, la cavité de l'S iliaque se trouve séparée de la cavité du rectum par une longue constriction de l'extrémité supérieure de cet organe, d'où il suit que dans la douche ascendante le liquide injecté, au lieu de pénétrer directement et sans arrêt, n'arrive au delà du rectum, dans la partie supérieure de l'intestin, qu'en plusieurs temps et comme par étapes..., d'où pour le patient une série d'impressions et de sensations très distinctes, dont la succession et la coïncidence avec tel ou tel symptôme révèle l'enchaînement des phénomènes et en fait comprendre la genèse.

Si donc, on observe un sujet au moment où il prend sa première ou sa deuxième douche ascendante, pendant laquelle les phénomènes sont toujours nettement marqués, voici ce que l'on constate : le patient étant en position et le jet de la douche conduit au delà de l'anus, à peine un, deux, rarement trois décilitres de liquide ont-ils été introduits dans le rectum que déjà la pénétration s'arrête, et qu'un sentiment de plénitude, de malaise, avec un vif besoin d'exonération trahissent la distension de cet organe. Celui-ci réagissant se contracte et expulse violemment son contenu par le haut ou par le bas, selon le sens du sphincter qui cède le premier. — On sait qu'il est des cas où la constriction de l'extrémité supérieure du rectum oppose une telle résistance à la pénétration du liquide que l'anus cède invariablement malgré les efforts du sujet, et que le liquide ressort à mesure. Ces sujets-là, auxquels on ne pourrait administrer un lavement entier qu'à la condition de le porter directement dans la cavité de l'S iliaque au moyen d'une sonde élastique, sont pareillement incapables de prendre une véritable douche ascendante. Eh bien, si longtemps qu'ils demeurent sur le siège, si violent que soit le jet, si intenses que soient l'irritation et les coliques rectales qui en résultent, jamais on n'observe le moindre signe de réaction. Ce n'est absolument que dans les cas où le liquide a pu pénétrer dans le haut intestin que paraissent les phénomènes généraux de la douche ascendante.

Dans ces cas, les plus fréquents du reste, le sphincter supérieur cédant aisément à l'action du rectum, cet organe sans cesse alimenté par la douche se décharge successivement dans le haut intestin qu'il finit par emplir. Tout d'abord aucune sensation désagréable ne résulte de la pénétration du liquide dans les côlons, dont le patient a parfaitement conscience. Au contraire, chaque refoulement au-delà de l'S iliaque est marqué par la disparition des diverses sensations, plénitude, pesanteur, besoin de défécation qui résultaient de la distension du rectum. Mais peu à peu, et *en dehors de tout besoin de défécation, en l'absence de toute sensation déterminée de plénitude* du gros intestin et sans qu'il comprenne pourquoi, le malade éprouve un sentiment de poids à l'épigastre, d'oppression, d'angoisse, d'inquiétude, et les divers malaises généraux que nous avons énumérés. Bientôt surviennent des coliques qui, exonérant l'intestin, diminuent le malaise épigastrique, l'oppression, tout en ajoutant à la dépression générale, en raison de leur violence et de leur intensité. Au bout d'un instant, le patient débarrassé peut à nouveau conserver le liquide injecté par la douche, le faire pénétrer au-dessus du rectum, ramener de la sorte les mêmes symptômes que précédemment et ainsi de suite. Mais quelquefois il arrive que l'intestin distendu ne réagit pas, les coliques se font attendre ; alors la gêne épigastrique, l'angoisse et les phénomènes généraux prennent une telle intensité que le patient effrayé comprend, — toujours en dehors de tout besoin de défécation et de tout sentiment déterminé de plénitude — le danger de la prolongation de la douche ascendante et en cesse l'application. La plupart voient ainsi venir les accidents et les évitent en arrêtant le jet ; alors, en effet, communément après quelques minutes d'angoisse, l'intestin reprend son action et se débarrasse, les malaises cèdent aussitôt. Mais parfois aussi l'intestin ayant perdu tout ressort n'expulse rien, le liquide injecté devra être résorbé, et pendant quelque temps le malade restera très souffrant, à demi suffoqué, les mains froides, les lèvres blanches et tout prêt à défaillir.

L'observation ne permet pas toujours de saisir cette succession et cette corrélation des phénomènes. Dans quelques cas les accidents viennent si vite que le patient n'a pas le temps de s'y reconnaître ; à peine est-il sur la douche qu'il tombe comme foudroyé.....

Il nous semble que, dans ces cas, rien n'empêche d'admettre que la syncope, pour être arrivée plus vite, reconnaît le même *processus* que précédemment et résulte des mêmes causes.

En résumé, le malaise épigastrique, l'oppression, une sorte de suffocation, l'angoisse, sont les symptômes de la distension des parties sus-rectales du gros intestin, de même que la pesanteur au fondement, un sentiment déterminé de plénitude, le besoin de défécation sont les symptômes de la distention du rectum. Seulement, tandis que la distension de rectum n'a pas de réaction sensible sur l'économie, la distension de haut intestin amène immédiatement des phénomènes de dépression, ralentissement du pouls, malaise général, pâleur, quelquefois défaillances, syncope.....

Et le fait n'a rien qui doive surprendre !

Ne sait-on pas depuis les expériences de Golz, que les excitations portées sur les organes épigastriques exercent une influence modératrice considérable sur le cœur et la circulation, et produisent presque instantanément la faiblesse et la chute du pouls, la syncope et même la mort subite ; — et d'autre part les recherches postérieures de Mayer et Pibraun (1) n'ont-elles pas montré que précisément les mêmes effets résultaient de la distension des parois des viscères du haut-ventre ?

Telle est, croyons-nous, la physiologie de la douche intestinale avec laquelle il est aisé de se rendre compte des diverses particularités relatives à son emploi.

Nous avons vu que la douche ascendante est plus pénible à ses premières applications, l'observation mon-

---

(1) In Centralblatt für die Med-Wissench, n° 13, 1873, cité d'après « The Lancet, » 31 mai 1873.

tre en outre, que c'est au début de la cure et surtout
pendant les premières douches, que le patient est exposé aux défaillances, à la syncope.....

C'est au début du traitement, en effet, que l'intestin
offre le moins de résistance à la pénétration du liquide
et que le côlon est le plus inerte ; l'action de la douche
répétée chaque jour a bien vite rétabli sa tonicité mus-
culaire et augmenté l'irritabilité contractile de sa paroi ;
il n'est plus à craindre alors qu'il se laisse surprendre
par la douche et distendre au point de produire des
accidents. Si donc ceux-ci ne se sont pas montrés aux
premières douches, on peut être certain que le patient
n'y est plus exposé pour la suite.

La douche ascendante a quelquefois entraîné la mort
soudaine ou très rapide. Bien que cet accident n'ait été
signalé que dans le traitement des paralysies cérébrales,
il nous semble qu'en l'absence de détails circonstanciés
et d'examen nécroscopique, on peut, sans forcer les
analogies, le rapporter aux mêmes influences déprimantes
tes qui provoquent plus souvent les lipothymies, la
syncope. On sait que Golz, dans sa fameuse expérience,
produisait fréquemment la mort subite. On admettra,
du moins, que cette pathogénie de la mort subite pendant ou peu après la douche ascendante, vaut bien celle
des auteurs qui ont tenté de l'expliquer par une sorte
de refoulement du sang vers les centres nerveux sous
l'influence de la douche.

La théorie fournit enfin un moyen facile de prévenir
sûrement les accidents tout exceptionnels dont nous
venons de parler. Ces accidents reconnaissant pour
cause l'introduction d'une trop grande quantité de liquide et la distension exagérée des côlons, tout danger

sera évité si pendant les premières douches on a soin, au lieu de laisser aller continuellement le jet, de l'interrompre de temps en temps, épiant pour ainsi dire la contractilité de l'organe et prêt à suspendre l'application au premier malaise caractéristique. L'expérience montre qu'en procédant de la sorte avec réserve et précaution pendant les 2 ou 3 premières douches, le traitement est inoffensif, et qu'on peut ensuite sans inconvénient laisser à l'application toute la continuité d'action et la violence relative qu'elle comporte. Nos malades, du moins, sont parvenues de la sorte à éviter tout accident, et il est à noter que ceux dont nous avons été témoin, se présentaient pour la plupart en dehors de toute cure régulière sur des personnes accompagnant les malades ou sur des touristes de passage, ayant pris une douche par hasard, sans indication médicale, et à défaut d'autre moyen pour combattre la constipation.

Il est évident que la *vraie* douche ascendante ne doit être prescrite qu'aux sujets dont le gros intestin est sain. Les affections de l'anus et du rectum, la diarrhée, l'entérite, sont autant de contr'indications formelles à son emploi.

Il en est souvent de même de la constipation.

Cette assertion peut paraître paradoxale, rien n'est cependant plus exact.

En effet, dans la constipation par défaut de sécrétion, dans l'*obstipition* comme disent les médecins anglais, caractérisée par l'exiguité, la sécheresse, l'aspect ovillé du produit de la digestion, la douche ascendante ne pénètre pas; le gros intestin revenu sur lui-même, contracté, rétracté, oppose une résistance invincible à l'as-

cension du liquide qui ressort à mesure sans avoir dé-
passé le rectum. Le traitement n'est donc pas possi-
ble.

On réussit mieux dans la constipation par vice d'ex-
crétion, c'est-à-dire quand la sortie du bol fécal, normal
quant à sa formation, est retardée ou ralentie par la faiblesse ou l'insuffisance des contractions, mais presque
toujours le cas reste défavorable, la cure sera malaisée
et féconde en incidents.

C'est que, pour produire une action perturbatrice
dans les maladies nerveuses, il est besoin d'une application prolongée et souvent répétée de la douche, et
que la condition essentielle de la parfaite tolérance
de l'intestin et de l'innocuité du traitement réside
précisément dans la vacuité de cet intestin et dans la
facilité avec laquelle cette vacuité est obtenue. L'observation la plus superficielle fait aisément constater que
désagréable, pénible, douloureuse même, parfois agressive aux premiers moments de son application, alors
que l'intestin contient des matières fécales, la douche
devient très vite tolérable, indifférente, inoffensive,
aussitôt que celui-ci est débarrassé, et que dès lors l'as-
cension comme l'expulsion du liquide injecté s'opèrent
régulièrement, sans secousse, sans colique ni malaise
aucun.

Les sujets dont les fonctions alvines sont faciles et
régulières, présentant à la douche ascendante un intestin
vide ou tout disposé à se vider à la première sollicitation
de celle-ci, peuvent dès lors en prolonger le jet dix,
vingt minutes et plus, sans qu'il en résulte le moindre
inconvénient, et répéter son application tant qu'il en sera
nécessaire. Avec les sujets constipés au contraire, dont

l'intestin ne se vide que lentement et imparfaitement
sous l'action de la douche, celle-ci demeure habituelle-
ment pénible et douloureuse ; son application ne peut
pas être suffisamment prolongée, à peine de produire de
l'irritation, on est souvent obligé de la discontinuer ;
bref, le traitement ne peut être régulièrement poursuivi,
à moins toutefois que les premières douches, en rétablis-
sant la contractilité intestinale et remédiant à la cause de
la constipation, ne créent par elles-mêmes des conditions
plus favorables à leur application ultérieure.

Les particularités que nous venons de signaler ne
manquent pas d'importance pour la direction de la cure.
La tolérance de la douche ascendante n'est pas seulement une affaire d'habitude, comme on le croit trop
généralement. Qu'au cours du traitement le mieux sup-
porté et le plus efficace, il survienne un peu d'échauf-
fement, et les occasions n'en sont pas rares pendant la
cure thermale, de suite la douche deviendra difficile,
douloureuse, agressive ; son application laissera de la
pesanteur, du malaise abdominal, du ténesme, et il sera
nécessaire de l'interrompre. Le médecin ne saurait donc
trop soigneusement veiller à entretenir la liberté du
ventre et à proscrire du traitement thermal lui-même
et du régime du malade tout ce qui serait de nature à la
diminuer.

Les détails dans lesquels nous venons d'entrer, mon-
trent suffisamment que la douche ascendante n'est pas
une application thermale banale que l'on puisse laisser
à la discrétion du malade et prescrire indifféremment,
sans précaution et sans réserves. Dans un établissement
bien ordonné la douche ascendante ne devrait être prise

que sous la surveillance plus ou moins immédiate d'un employé bien au fait des diverses manières de l'administrer et des effets qu'elle peut occasionner. A Saint-Sauveur, nous exigeons que la doucheuse préposée à ce service reste près de la malade, et l'assiste pendant la durée de la première douche.

Il ne faudrait pas cependant que la possibilité des accidents que nous avons signalés fît négliger l'emploi d'une médication remarquablement efficace en bien des circonstances. Nous avons dit qu'il est facile d'éviter sûrement les phénomènes inquiétants que les premières douches occasionnent quelquefois. Ajoutons que dans la suite, malgré la durée relativement considérable qu'il convient de donner à la douche ascendante lorsqu'on veut développer au maximum son action générale sur l'économie et modifier une affection nerveuse, le traitement s'effectue communément sans malaise ni accident.

La douche ascendante peut être répétée chaque jour et son application prolongée de 2 à 3 minutes pour commencer jusqu'à 10, 15 minutes et plus sans qu'il en résulte d'inconvénient. En dehors des contre-indications que nous avons signalées, la tolérance du gros intestin chez les névropathes est vraiment remarquable et, dans les cas les plus défavorables, chez les sujets aux entrailles délicates, on réussit encore à mener à bien la cure et à éviter toute irritation de la muqueuse, en faisant suivre aussitôt la douche du bain thermal ou de quelque douche générale, procédé bien connu en hydrologie, et par lequel on atténue les inconvénients de la stimulation locale en dispersant l'excitation sur toute la périphérie du corps.

Pour terminer ces trop longues remarques, nous constaterons qu'à Saint-Sauveur, où nous avons eu fréquemment occasion de diriger des traitements de 15 à 20 douches ascendantes de 5 à 15 minutes de durée, coupés il est vrai par une journée de repos tous les quatre ou cinq jours, jamais nous n'avons observé d'accidents locaux.

La douche ascendante est un des procédés hydriatiques dont l'application est le plus largement utile dans les maladies nerveuses. Nous l'avons fréquemment employée à Saint-Sauveur comme agent accessoire du traitement thermal sulfuré dans les états névropathiques généraux, tels que l'hystérie grave, le nervosisme constitutionnel, et surtout dans les divers syndrômes désignés sous les noms de vapeurs, état spasmodique, éréthisme, état nerveux, surexcitabilité, irritabilité, etc., et il nous a semblé qu'elle y exerçait une action curative directe, immédiate, plus aisément appréciable que celle des autres applications thermales.

Dans ces diverses circonstances, lorsque la douche agit, son action se manifeste aussitôt; pendant les deux ou trois heures qui suivent son application, la malade éprouve une amélioration sensible, un soulagement marqué de ses misères nerveuses. Dans bien des cas, le calme apporté, l'effet sédatif est surprenant: au sortir de la douche, la malade se trouve débarrassée de tous ses malaises, de toute irritabilité, au point de se croire guérie. Pendant ces moments de détente, elle accuse un bien-être inexprimable. C'est dans le nervosisme pur et primitif que la douche produit ses plus brillants effets, mais son usage est encore fort avantageux dans les états nerveux secondaires et consécutifs, quand ceux-ci ont acquis une existence indépendante et subsistent *per se*, ainsi qu'il arrive si souvent chez les femmes et les sujets prédisposés par le seul fait de la prolongation de la maladie principale. Dans ces diverses conditions la douche ascendante est utile aussi bien chez les hommes que chez les femmes, et nous allons voir que son action favorable s'exerce aussi efficacement sur le symptôme et la localisation que sur l'état névropathique général.

Ici encore en effet, l'action de la douche est immédiate, mais elle se montre communément plus durable, moins fugitive. Il suffit quelquefois d'une seule douche ascendante pour supprimer une manifestation locale de l'hystérie, et, si celle-ci résiste, on constate du moins que l'amélioration réalisée reste acquise et persiste, au lieu de diminuer après quelques heures, comme il arrive le plus souvent pour les troubles de la sensibilité générale.

Aucun agent n'est plus puissant, lorsqu'il s'agit de déplacer une localisation fixée, de rompre une habitude morbide. Ses effets curatifs varient d'ailleurs selon le siège et la nature de l'accident. Très rapidement efficace contre les manifestations périphériques accessoires et épiphénoméniques des maladies nerveuses générales, très utile contre les névropathies locales plus ou moins primitives et autonomes, la douche ascendante offre encore des ressources inappréciables dans le difficile traitement de ces névroses partielles fixes et sans réaction sur l'économie, qu'on rencontre accidentellement chez des sujets nullement nerveux de tempérament. Son action est douteuse au contraire avec les accidents deutéropathiques complexes et les affections *cum ma-*

teria, telles que la sciatique par exemple, les névralgies *a frigore*, etc. Son champ d'action semble donc se limiter aux affections et lésions purement dynamiques.

Dans cette série pathologique, on remarque bien que certains phénomènes, les spasmes musculaires par exemple, sont plus vite atténués ou supprimés par la douche ascendante, que certains appareils, certaines régions, ainsi l'appareil digestif, la tête, sont plus vite débarrassés que d'autres par son emploi, mais dans toutes les circonstances, quels que soient la nature et le siège de l'accident, le procédé conserve sa haute valeur thérapeutique et peut donner de brillants succès.

Quant à nous, après l'avoir vu dissiper instantanément ou venir très vite à bout des accidents les plus rebelles de l'hystérie, toux, vomissements, contractures, catalepsie, paralysie ; supprimer définitivement et sans retour des névralgies habituelles, faciale et occipitale, qui duraient depuis des années; guérir des tics non douloureux de la face, des épaules et du cou, et cela dans les circonstances les plus défavorables et après l'échec des traitements les mieux ordonnés, nous croyons que ce moyen vaut la peine d'être essayé sérieusement, au moins pendant la cure thermale, dans toutes les affections et accidents nerveux graves qui ont résisté aux traitements ordinaires.

Nous n'avons employé la douche ascendante, il est vrai, qu'aux eaux minérales, concurremment avec les bains minéraux et les autres douches, et particulièrement à Saint-Sauveur, c'est-à-dire dans le cours d'un traitement thermal notoirement utile aux affections nerveuses. Beaucoup de nos malades étaient donc de ce fait, en bonne voie d'amélioration, et, — objectera-t-on, — cette circonstance a pu nous égarer dans l'appréciation de la valeur thérapeutique du moyen.

Sans doute nous n'avons pas eu à constater les effets du traitement réduit à la seule douche ascendante, et les conditions offertes à notre observation ne comportaient pas une interprétation aussi rigoureuse des résultats obtenus que celles qu'on réalise par l'expérimentation. Cependant nous croyons qu'ici, par la rapidité de l'effet obtenu contre tel ou tel accident déterminé après l'échec des autres applications thermales, par les affirmations très catégoriques des malades, par leur empressement à continuer une médication désagréable et même répugnante, — ces conditions nous ont permis d'arriver à une probabilité qui est en médecine un des modes admissibles du savoir, et de constater positivement des faits thérapeutiques nouveaux.

Après cette affirmation générale, il conviendrait d'aborder l'étude particulière des résultats obtenus par l'emploi de la douche ascendante dans les diverses affections nerveuses. Nous aurions nombre d'observations intéressantes à soumettre à la Société, mais un semblable exposé nous conduirait trop au-delà des limites imposées à une lecture, et nous terminerons ce travail par l'examen sommaire des principaux modes d'action de la douche intestinale dans les névropathies.

Il est évident que la douche ascendante est utile dans les maladies nerveuses, directement d'abord comme sédative, en vertu de l'influence spéciale déprimante, hyposthénisante, qu'elle exerce sur le système nerveux ;

— 21 —

puis, deuxièmement, comme révulsive, transpositive et perturbatrice, en raison de l'excitation locale qu'elle produit sur le gros intestin et la circulation abdominale.

Mais est-ce là tout ?

L'observation attentive des faits nous semble indiquer qu'en certains cas son action utile dans les maladies nerveuses est indirecte, secondaire et subordonnée à une action thérapeutique, *locale*, exercée sur le gros intestin lui-même.

Nous avons parlé de la tolérance particulière des névropathes pour la douche ascendante ; il est remarquable en effet que ces malades, loin d'en trouver l'application douloureuse ou pénible et de la subir avec répugnance, la déclarent agréable pour la plupart et s'y soumettent avec plaisir. Beaucoup en font un incroyable abus, prolongeant sa durée 20, 30 minutes et plus, et continuant ainsi pendant des semaines, et jamais à notre connaissance, ces exagérations n'ont entraîné d'inconvénient ni d'incommodité, de sorte qu'on est conduit à admettre chez ces malades une perturbation de la sensibilité et de l'irritabilité intestinales.

Or, ceux-ci expliquent et excusent en quelque sorte ces excès de traitement par leur innocuité et par les effets curatifs extraordinaires qu'ils prétendent en retirer : *la cause de leur mal serait dans l'intestin, disent-ils, et l'usage de la douche le leur a révélé.* (sic.)

En présence de tels faits, qui ne sont pas exceptionnels, et qu'on observe chez des sujets paraissant raisonnables et sincères, chez des hommes, on se demande si quelquefois ce n'est pas en remédiant à quelque trouble de l'innervation intestinale que la douche ascendante soulage les névropathes et rétablit l'équilibre, de la

même façon qu'on voit communément des applications
locales, le sinapisme, la faradisation, interrompre un
état névropathique en supprimant un foyer d'hyperes-
thésie, ou en ramenant la sensibilité de la peau anesthé-
siée ?

Quoi qu'il en soit de cette hypothèse, nous terminerons cette trop longue lecture, en constatant les coïnci-
dences suivantes :

1° Les sujets nerveux, calmés par la douche ascendante, en supportent très bien l'application qu'ils ne
trouvent pas désagréable et répètent volontiers ;

2° On parvient difficilement à faire continuer l'usage
de la douche ascendante aux malades, dont l'état névropathique local et général n'est pas très sensiblement
modifié par ses premières applications ;

3° Quand la douche ascendante atténue ou supprime
un accident nerveux localisé, elle a toujours une action
favorable sur l'état névropathique général concomitant.

Paris. — Typ. de A. PARENT, rue Monsieur-le-Prince, 29-31.